Publications de **L'UNION MÉDICALE**, Année 1855.

MÉMOIRE

SUR UNE

NOUVELLE MÉTHODE DE TRAITEMENT

DES

FRACTURES DU COL

ET DU

CORPS DU FÉMUR.

(Mémoire couronné par la Société centrale de médecine du Nord.)

PAR Ferdinand MARTIN,

Chirurgien-orthopédiste des Maisons impériales d'éducation de la Légion d'Honneur, chirurgien-mécanicien de l'Hôtel impérial des Invalides, lauréat de l'Institut (Académies des sciences), membre titulaire de la Société médico-pratique, lauréat et membre correspondant de la Société centrale de médecine du Nord, etc.

PARIS,

LIBRAIRIE DE GERMER-BAILLIÈRE,

17, rue de l'École-de-Médecine,

ET CHEZ L'AUTEUR, 14, RUE GAILLON.

1855

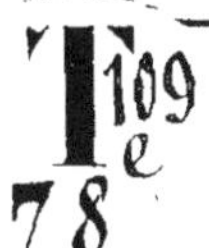

NOUVELLE MÉTHODE DE TRAITEMENT

DES

FRACTURES DU COL

ET DU

CORPS DU FÉMUR.

MÉMOIRE

SUR UNE

NOUVELLE MÉTHODE DE TRAITEMENT

DES

FRACTURES DU COL

ET DU

CORPS DU FÉMUR.

(Mémoire couronné par la Société centrale de médecine du Nord.)

Par Ferdinand MARTIN,

Chirurgien-orthopédiste des Maisons impériales d'éducation de la Légion d'Honneur, chirurgien-mécanicien de l'Hôtel impérial des Invalides, lauréat de l'Institut (Académies des sciences), membre titulaire de la Société médico-pratique, lauréat et membre correspondant de la Société centrale de médecine du Nord, etc.

Publications de l'**Union Médicale**, Juin et Juillet 1855.

PARIS,

LIBRAIRIE DE GERMER-BAILLIÈRE,

17, rue de l'École-de-Médecine,

ET CHEZ L'AUTEUR, 14, RUE GAILLON.

1855

NOUVELLE MÉTHODE DE TRAITEMENT

DES

FRACTURES DU COL

ET DU

CORPS DU FÉMUR.

Nous croyons inutile d'exposer ici la symptomatologie des fractures du col et du corps du fémur ; ce point a été parfaitement élucidé dans les ouvrages spéciaux. Nous arrivons donc d'emblée à l'objet de ce travail, le traitement ; car c'est sous ce rapport que nous croyons avoir fait faire un pas à la question.

Avant d'exposer notre méthode, nous croyons devoir jeter un coup d'œil rapide sur celles qui l'ont précédée, pour indiquer et ce qu'elles ont de défectueux, et ce que nous leur devons ; en un mot, nous allons dire notre point de départ, le but que nous croyons avoir atteint, et comment le raisonnement et l'observation nous y ont amené.

Il est démontré, pour tous les chirurgiens, que toutes les fractures du fémur, qu'elles affectent le col ou le corps, la partie moyenne ou les extrémités de cet os; qu'elles soient intra-capsulaires ou extra-capsulaires, transversales ou obliques, présentent un phénomène constant, à savoir le raccourcissement du membre.

Le fait reconnu, remontons à la cause. Quelle peut être la cause de ce raccourcissement? On a bien parlé de la contraction musculaire, mais évidemment il y a ici erreur; et les auteurs qui ont employé cette expression ont voulu dire sans doute, avec tous les autres chirurgiens, que la cause de ces déplacemens est tout simplement la rétractilité musculaire que Bichat nommait *tonicité.*

Le raccourcissement qui s'opère dans toutes les fractures est, disons-nous, la conséquence naturelle de la tonicité ou rétractilité musculaire normale, physiologique. Nous savons bien que si les contractions volontaires pouvaient venir s'y ajouter, le déplacement deviendrait beaucoup plus considérable; mais comme les contractions musculaires sont excessivement douloureuses dans le cas de fracture, il est très rare que cette nouvelle cause vienne s'ajouter à la première.

Quel que soit le mode de traitement qu'on adopte, tous les auteurs, depuis Hippocrate, s'accordent sur ce point qu'il s'agit de rétablir le membre dans sa longueur et sa configuration naturelle; ils conseillent donc de pratiquer l'extension et la contre-extension du membre; puis, pendant ce temps, le chirurgien doit s occuper de la coaptation, c'est-à-dire qu'il doit chercher à rétablir les fragmens osseux dans leurs rapports normaux. Mais comment pratiquer utilement ces trois temps de l'opération? Toute la question est là.

Depuis les temps les plus reculés, nous voyons tous les auteurs s'efforcer de donner les instructions les plus précises sur ces trois points, et indiquer les précautions à prendre pour les exécuter d'une manière convenable; seulement les moyens diffèrent.

Les uns ont employé un ou plusieurs aides du côté de l'extension et de la contre-extension; d'autres, parmi lesquels Hippocrate lui-même, ont employé des machines; mais tous conseillent d'agir lentement et par degrés, jusqu'à ce que les extrémités des fragmens soient assez éloignées pour que les aspérités de ces fragmens puissent se dégager et se replacer sans brisures dans leurs rapports normaux.

Soit; seulement ce précepte qui ordonne d'allonger le membre jusqu'à ce que les aspérités des fragmens puissent rentrer dans leur place primitive, nous paraît tout à fait impraticable, parce que :

1° Si le périoste n'a pas été complétement déchiré au moment de la fracture, il faudra nécessairement le rompre pour arriver à une élongation qui permette une séparation suffisante des aspérités des deux parties de la fracture ;

2° Parce que l'on rencontrera une autre résistance au moins aussi énergique que la première, dans l'aponévrose fémorale, qu'il sera impossible de distendre assez pour arriver au but qu'on se propose.

Nous rechercherons tout à l'heure quel moyen on pourra employer, non pour vaincre cette difficulté, mais pour la tourner.

Voyons, toutefois, les appareils qui ont été construits d'après ces données générales; il est inutile de les prendre un à un; les différences ne sont pas assez notables. Nous allons les examiner par groupes qui correspondront chacun à une méthode générale :

Le premier groupe comprendra les appareils à contention, ou compression latérale, c'est-à-dire l'appareil ordinaire des fractures, composé de bandes, de coussins et d'attelles.

En second lieu, nous examinerons les appareils à extension continue.

Et enfin les appareils destinés à maintenir le membre dans la position demi-fléchie.

PREMIER ORDRE. — APPAREILS A CONTENTION LATÉRALE.

Nous comprendrons dans cet ordre le bandage roulé des anciens, le bandage dit de Scultet, le bandage à dix-huit chefs, et enfin les bandages inamovibles et amovo-inamovibles, c'est-à-dire la majeure partie des appareils encore employés de nos jours.

Sur le bandage roulé, nous avons seulement à dire qu'il présente l'inconvénient radical d'imprimer des mouvemens dans le lieu de la fracture chaque fois qu'on est forcé de le renouveler : dès lors, il s'oppose à la formation du cal, et par conséquent à la consolidation de la fracture ; aussi est-il généralement abandonné, surtout pour le cas de fractures du fémur.

Le bandage à bandelettes séparées, dont on trouve une description assez exacte dans Hippocrate (*Traité des fractures*, § 29), et le bandage à dix-huit chefs, qui reposent sur des principes communs, sont encore employés avec quelque avantage dans les fractures transversales de la partie moyenne du fémur, mais ils sont complétement insuffisans pour s'opposer au déplacement et surtout au chevauchement des fragmens dans les fractures obliques et dans celles qui affectent les extrémités de l'os.

A l'appui de ce que nous venons de dire, nous invoquerons

le témoignage de Boyer : « Malgré l'application la plus exacte de l'appareil, dit-il, et le soin le plus assidu de le tenir serré au même degré, il arrive *le plus souvent* que les fragmens ne sont pas maintenus exactement, qu'ils se dérobent à l'action de cet appareil, et que les fractures du fémur, surtout celles qui sont obliques, ne guérissent qu'avec un raccourcissement, proportionné au degré de déplacement dans lequel les fragmens se sont consolidés. »

Ainsi que nous venons de le voir, l'un des grands défauts de cet appareil est de se relâcher facilement; on a donc dû chercher le moyen de lui donner plus de solidité. Au dire de Scultet (*Armament. chirurg.*, tab. xxix), Hippocrate enduisait son bandage de blanc d'œuf mélangé avec du vin astringent et de l'huile rosat. Guy de Chauliac et Fabrice d'Aquapendente employaient également des compositions plus ou moins compliquées, mais dont le blanc d'œuf était toujours la base.

Jusqu'au baron Larrey, il n'est plus question de cet appareil. Le savant chirurgien en chef de la Grande-Armée le remit tout d'un coup en honneur, en le débarrassant de toutes les complications qu'il présentait entre les mains des anciens; le baron Larrey employa le blanc d'œuf seul, et dut donner ainsi son nom à la méthode.

M. Seutin substitua l'amidon au blanc d'œuf et composa ainsi un appareil plus facile à enlever. M. le professeur Laugier, tout en se servant d'amidon, employait pour les bandelettes du papier au lieu de linge. Enfin, M. le professeur Velpeau est venu apporter le dernier perfectionnement au système, en remplaçant l'albumine et l'amidon par la dextrine, substance d'un prix peu élevé et qui a l'avantage de pouvoir contracter un solidité égale à celle du bois le plus dur.

En outre, il ne faut pas oublier que M. Seutin est arrivé à

disposer ses appareils de façon à pouvoir les enlever à volonté et vérifier, au besoin, l'état du membre. Il nomme cette méthode *amovo-inamovible*.

Mais, malgré tous les perfectionnemens qu'on a pu apporter à ce genre d'appareil, il reste toujours, avec l'imperfection radicale que Boyer reprochait au bandage dit de Scultet, c'est-à-dire que le plus souvent il ne s'oppose pas au déplacement des fragmens et que, par conséquent, il laisse presque toujours le membre difforme et le malade affecté de claudication.

Deuxième ordre. — Extension permanente.

Frappés de l'insuffisance des appareils à contention latérale, plusieurs chirurgiens ont cherché à continuer pendant toute la durée du traitement l'extension dont ils s'étaient servis pour la réduction de la fracture. J.-L. Petit fixe des lacs extensifs au-dessus du genou et des malléoles et vient les attacher à une traverse en bois placée au pied du lit; il faisait la contre-extension à l'aide d'une alèze qu'il passait entre les cuisses du malade et dont il fixait les deux chefs à la tête du lit.

Plus tard, Desault imagina de placer sur la partie latérale du membre, une longue attelle remontant jusqu'au-dessus de la crête iliaque et dépassant en bas le niveau du pied. Un sous-cuisse rembourré était fixé à la partie supérieure de cette attelle et était destiné à la contre-extension. Un lacs fixé au-dessus des malléoles par un bandage roulé et venant passer dans une mortaise pratiquée à l'extrémité inférieure de l'attelle, était chargé de faire l'extension.

Enfin, Boyer perfectionna l'appareil de Desault en plaçant

à sa partie inférieure une vis chargée de faire l'extension. On sait que Boyer employait son *appareil à extension*, comme il le dit, pour le traitement de toutes les fractures du fémur.

Mais Boyer lui-même fait justice de ce système : « Heureux dit-il, si ces moyens étaient même exempts de reproches, et si tous les sujets pouvaient en supporter l'usage. »

Quant aux préceptes donnés par Boyer pour l'application de son appareil, nous nous réservons de les examiner plus tard en les réunissant aux préceptes du même ordre qui appartiennent à d'autres chirurgiens.

TROISIÈME ORDRE. — POSITION DEMI-FLÉCHIE.

Nous venons de voir que tous les appareils qui maintiennent le membre dans une position horizontale, la jambe étendue sur la cuisse, sont insuffisans pour s'opposer au déplacement des fragmens, et que même les appareils à extension continue n'arrivent que dans un petit nombre de cas spéciaux à produire une consolidation exempte de difformité.

Or, comment se fait-il qu'il soit aussi difficile de guérir une fracture du fémur sans difformité, tandis que celles de l'humérus sont presque toujours suivies de guérisons parfaites ?

Percival Pott attribue ces faits de guérison de l'humérus à la position que le chirurgien et même, instinctivement, le malade lui-même, donnent au membre. En effet, ils cherchent la plus commode, la moins douloureuse ; ils mettent le bras en écharpe, c'est-à-dire qu'ils mettent le membre dans la position demi-fléchie, position qui relâche tous les muscles environnans, en un mot, qui supprime toute résistance.

Maintenant, cette position si favorable à la guérison des fractures de l'humérus, donnera-t-elle un résultat aussi heureux quand elle sera appliquée au traitement des fractures du fémur ? C'est ce que nous allons examiner à l'aide des lumières que Pott et Dupuytren ont jetées sur cette question.

Pott, en traitant des fractures en général, insiste longue-ment sur la question de la position à donner au membre, et dit que de cette position, bonne ou mauvaise, dépend la faci-lité de la réduction et de la coaptation, le soulagement du malade pendant son traitement, et enfin le libre usage de son membre par la suite. « Il faut donc apporter, dit-il, une » grande attention à la position que l'on donne au membre » pour faire l'extension, et aussi à celle qu'il doit conserver » pendant toute la durée du traitement, afin de prévenir le » chevauchement des fragmens qui entraîne nécessairement » la déformation, et, partant, la claudication. »

« Au surplus, ajoute Pott, lorsque le membre sera placé » dans une position convenable, les os pourront être réduits » immédiatement, par conséquent, l'on ne perdra pas un temps » précieux et l'on épargnera au malade des douleurs parfai-» tement inutiles. »

Tels sont les préceptes donnés par Pott : Dupuytren les accepte sans restriction. Or, pour vérifier l'assertion des deux célèbres chirurgiens, nous avons examiné tous les muscles de la cuisse successivement dans les différentes positions ; nous avons mesuré avec précision la distance qui sépare les points d'insertion de chacun d'eux dans chaque position, et nous avons reconnu que lorsque le membre est étendu et repose sur une surface plane, les muscles adducteurs, le droit interne, le demi-tendineux, le demi-membraneux, le couturier, la longue por-tion du biceps, et enfin le droit antérieur lui-même présentent une longueur beaucoup plus considérable que quand la jambe forme avec la cuisse un angle dont le sinus serait de 90 à 100 degrés environ.

Maintenant que nous avons reconnu que quand le membre
est placé dans la position horizontale, la jambe étendue sur la
cuisse, non seulement tous les muscles fléchisseurs de la jambe,
mais aussi le droit antérieur sont dans un état d'extension ;
maintenant que nous avons reconnu que, dans la position
demi-fléchie, au contraire, ils sont dans un état de relâchement, et que la différence de longueur des muscles placés soit
dans l'un, soit dans l'autre de ces deux états, peut même, pour
quelques-uns, être portée au delà de 0^m,03, nous devons nécessairement conclure que la position demi-fléchie est la meilleure : car elle supprime la cause principale de la résistance
à la réduction et favorise le maintien des fragmens dans une
bonne conformation.

Nous pourrions invoquer une autre raison pour placer le
membre dans la position demi-fléchie et cette raison nous est
indiquée par la nature même du déplacement des fragmens.

Tous les auteurs signalent, en effet, un déplacement particulier dans les fractures qui siégent au-dessus des condyles et dans
celles qui sont placées au-dessous des trochanters : dans les premières le petit fragment ou fragment inférieur C, fig. 1, est en-

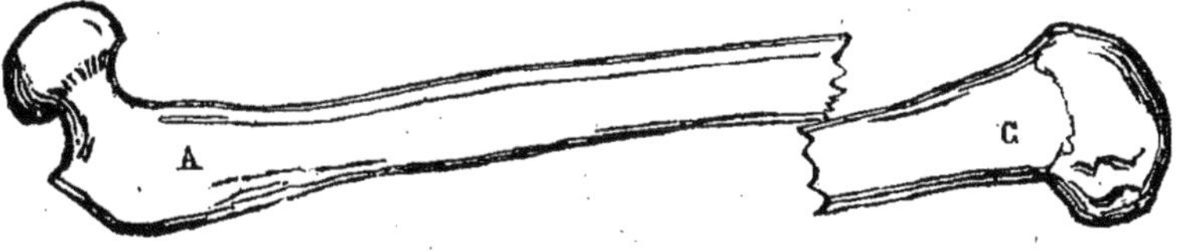

Figure 1.

traîné en arrière, et dans les secondes, le petit fragment A, fig. 2,
qui est le supérieur, se trouve porté en avant, de manière à

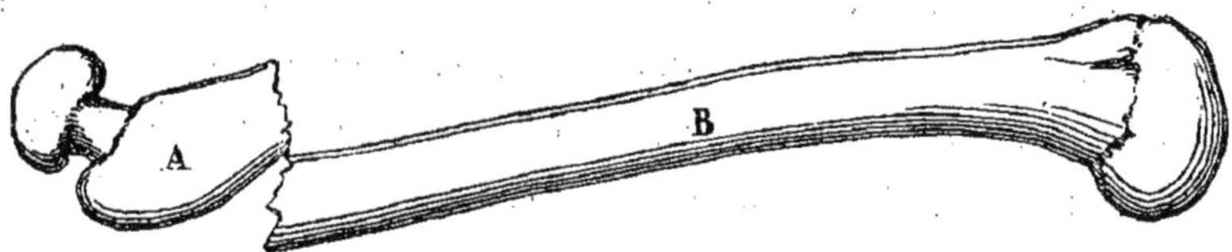

Figure 2.

former une saillie assez considérable dans le pli de l'aine. Il en résulte que, dans ces deux cas, le fragment séparé du corps de l'os présente une obliquité assez considérable relativement à son axe. Or, comme il est très difficile, nous dirons même presque impossible d'agir sur ces fragmens, surtout sur le supérieur, pour les ramener dans l'axe de l'os et que leur obliquité est dirigée, dans les deux cas, de haut en bas et d'arrière en avant, *A B C*, fig. 3, il nous semble que le moyen le plus

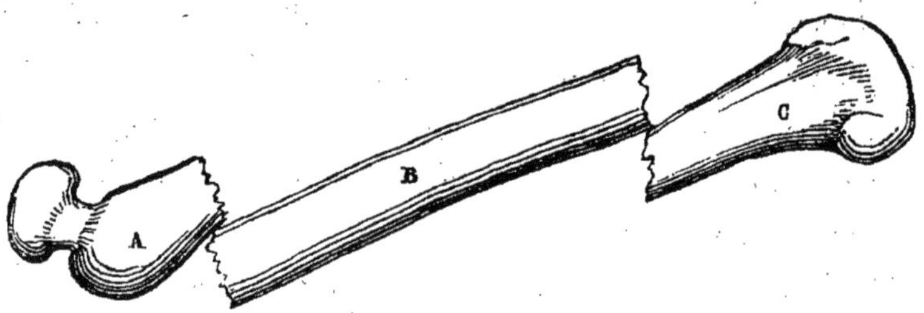

Figure 3.

simple est d'amener le corps de l'os *B* dans la direction du fragment lui-même, et il se trouve que cette direction *A B' C'*, fig. 4, est précisément la position de la demi-flexion. On

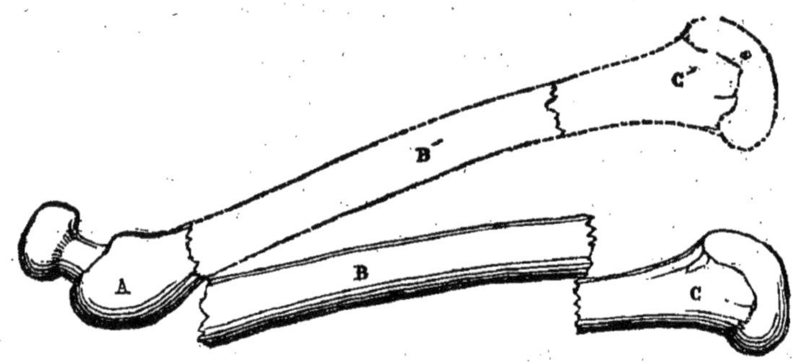

Figure 4.

devra donc, pour cette raison, recourir à cette position, comme le recommandait déjà Hippocrate et comme le conseille, du reste, M. le professeur Nélaton, dans tous les cas de fracture affectant les extrémités de l'os.

Hippocrate s'explique à ce sujet d'une manière catégorique. Il dit, en effet (*Mochlique*, § 38) : « Quand on réduit ou re-
» dresse, il faut opérer l'écartement des fragmens par l'exten-
» sion pratiquée dans la position où les parties seront portées
» en face l'une de l'autre. »

Au surplus, nous pourrions démontrer que cette obliquité des fragmens est encore due à l'action ou plutôt à la tonicité mus-culaire, et que le point où les fragmens s'arrêtent est précisé-ment celui où les puissances antagonistes se font équilibre. Or, si, lorsque les fractures ont lieu près des extrémités de l'os, les fragmens ont une grande tendance à se déplacer et à prendre une direction oblique, cette même tendance doit exister, seulement à un degré moins prononcé, à mesure que ces fractures seront plus rapprochées de la partie moyenne de l'os. Mais si cette tendance au déplacement a diminué d'inten-sité, elle n'en existe pas moins, et si nous voulons la neutra-liser complétement, nous devons, dans tous les cas de fracture du fémur, placer le membre dans la position demi-fléchie.

Partant des principes qu'il avait si nettement formulés, sur la meilleure position à donner au membre dans le cas de frac-ture du fémur, Pott cherche à construire un appareil capable de remplir toutes les indications ; mais, ici, il faut bien recon-naître que Pott, complétement étranger à l'étude des lois de la mécanique, n'a pu résoudre le problème qu'il avait si savam-ment posé.

Voici le texte même de Pott : « L'os fémur étant fracturé
» doit être placé de manière qu'il repose sur le grand tro-
« chanter. Il faut que tout le corps du malade soit incliné du
» même côté ; que le genou soit dans un état moyen entre la
» flexion et l'extension parfaite, ou demi-plié ; que la jambe et

» le pied, reposant aussi sur leur face externe, soient bien
» soutenus par des coussins mollets, et pas tout-à-fait au même
» niveau que la cuisse, mais un peu plus élevés ; qu'une éclisse
» très large faite de bois de sapin, creusée et bien garnie de
» laine, soit placée sous la cuisse en commençant au-dessus
» du grand trochanter et allant tout à fait jusqu'au-dessous
» du genou, et qu'une autre éclisse, un peu plus courte,
» s'étende depuis l'aine jusqu'au-dessous du genou. On doit
» se servir d'un bandage à dix-huit chefs et, lorsque l'os a été
» réduit et la cuisse bien placée sur le coussin, il ne faut
» jamais l'en déranger jusqu'à ce que la fracture soit réunie. »

Ainsi qu'on peut le voir, cet appareil permet bien de placer le membre dans un certain degré de flexion ; toutefois, nous lui reprochons non seulement de ne pas pouvoir déterminer le degré de cette flexion, mais encore de permettre aux fragmens des déplacemens tout aussi faciles que tous les autres appareils à contention latérale. En outre, nous dirons que la position dans laquelle le malade se trouve placé est excessivement gênante et qu'il ne peut satisfaire aux besoins naturels sans imprimer de violens mouvemens à son membre, et que ces mouvemens doivent nécessairement retentir dans la fracture et, par conséquent, déranger le contact des fragmens.

Du reste, nous avons pour nous l'opinion de Dupuytren, qui, bien pénétré des préceptes de Pott, et les reconnaissant excellens, reconnaissait aussi l'insuffisance de l'appareil du chirurgien anglais.

Dupuytren avoue avec franchise qu'il a puisé ces principes dans Pott ; mais il faut convenir que, mieux inspiré que lui, il en a fait une application beaucoup plus judicieuse en plaçant le membre du blessé et le blessé lui-même dans une position plus supportable. A cet effet, il construisit son appareil de manière à placer le malade dans le décubitus dorsal ; il fit reposer le membre blessé sur un double plan incliné ; sur l'un des versans reposait la jambe, et sur l'autre la cuisse fracturée. On conçoit que le pli du jarret se trouvant soutenu par le sommet de l'angle que formait la réunion des deux plans, la pesanteur du corps devait exercer une sorte de traction sur le fémur lui-même.

A l'aide de cet appareil, que Dupuytren forma d'abord avec une sorte de chevalet en bois, mais qu'il remplaça ensuite par des oreillers, il pouvait placer le membre dans une position déterminée, et, selon son intention, mettre les muscles dans le plus grand relâchement possible.

Dupuytren avait donc trouvé le moyen d'appliquer, d'une manière rationnelle, les préceptes de Pott ; mais malgré sa construction en apparence parfaitement logique, ce dernier appareil ne donnait guère de meilleurs résultats que l'appareil à extension continue : nous verrons pourquoi.

Nous venons d'examiner tous les appareils notables, et nous venons de reconnaître qu'il n'en est aucun qui puisse faire espérer, dans tous les cas, la guérison des fractures du fémur sans difformité. Aussi, voyons-nous les plus habiles chirurgiens, témoins de résultats aussi déplorables, et ne craignant pas de rencontrer pire, conseiller à leurs malades, surtout à ceux qui sont affectés de fractures du col qu'on peut supposer intra-capsulaires, de marcher pendant le traitement.

D'autres, tout aussi découragés, abandonnent les blessés à eux-mêmes dans tous les cas de fracture, et les placent tout simplement sur un plan horizontal, le membre parfaitement libre et recouvert seulement d'une alèze.

Tel est l'état de la question.

Maintenant, reprenons les indications que présente le genre de lésions qui nous occupe, et tâchons d'en déduire les conditions d'un appareil capable de les remplir toutes.

Ainsi que nous l'avons déjà dit, et tous les auteurs sont d'accord sur ce point, dans tout traitement d'une fracture, le raccourcissement étant un phénomène constant, il faut faire l'extension du membre, maintenir l'autre extrémité de ce membre par la contre-extension, et ensuite, ou plutôt en même temps, s'occuper de rétablir les os dans leurs rapports normaux : c'est ce qu'on appelle faire la coaptation. Enfin, les os étant réduits, il faut les maintenir dans une bonne conformation.

Or, il est de toute évidence que si l'extension et la contre-extension qui, au fond, ne sont qu'une seule et même chose, sont le meilleur moyen à employer pour opérer la réduction d'une fracture, il est de toute évidence, disons-nous, que si l'on peut soutenir l'emploi de ce moyen d'une façon continue pendant toute la durée du traitement, on aura employé le meilleur agent contre le danger presque unique, à savoir le déplacement des fragmens.

Mais dans quelle position devra-t-on pratiquer cette extension ? Pott et Dupuytren nous l'ont indiqué. Évidemment, nous devons choisir la position demi-fléchie, puisque, comme nous l'avons reconnu nous-même, dans cette position tous les muscles de la cuisse sont dans un état de relâchement aussi complet que possible.

Dupuytren dit que si l'on met le membre dans la flexion, il devient facile de corriger le raccourcissement et la rotation vicieuse du membre, et par conséquent de le rétablir dans sa longueur et sa direction naturelle. Donc, selon lui, l'indication générale est de réduire les fragmens et de les maintenir en contact. Il ajoute, et telle est aussi l'une de nos conclusions, *« si la position demi-fléchie est le meilleur moyen de réduire les » fragmens et de les maintenir réduits, il doit en résulter natu- » rellement que le meilleur appareil contentif des fractures est » celui qui tient les muscles dans la position demi-fléchie. »*

Recherchons maintenant à quelles autres conditions l'appareil doit satisfaire. Boyer s'exprime à ce sujet d'une manière catégorique; il dit :

« 1° Il ne doit pas comprimer les muscles qui passent sur la » fracture, et dont l'allongement est nécessaire pour la réduc- » tion ;

» 2° Il faut que les forces extensives et contre-extensives » soient distribuées sur la plus grande surface possible ;

» 3° Que l'action de ces forces se rapproche autant que » possible de l'axe du membre dont l'os est fracturé ;

» 4° Que cette action soit lente et puisse être graduée » d'une manière insensible ;

» 5° Que l'appareil maintienne le membre dans sa longueur » naturelle ;

» 6° Qu'il le maintienne dans sa rectitude naturelle, l'empê- » che d'obéir à son propre poids qui tend sans cesse à le tour- » ner en dehors ;

» 7° Qu'il maintienne les fragmens autant que possible dans » l'immobilité absolue ;

» 8° Qu'il maintienne le bassin et le fixe, ainsi que les frag- » mens de la fracture ;

» 9° Qu'il permette au malade de satisfaire aux besoins » naturels, sans imprimer de mouvemens dans le lieu de la » fracture ;

» 10º Qu'il n'aille pas condamner l'articulation du genou
» et celle du pied à l'immobilité et devenir la cause de la
» raideur de ces articulations ;

» 11º Qu'il ne blesse en aucun point. »

Nous croyons avoir démontré que ni l'appareil de Boyer,
ni celui de Dupuytren ne remplissent les indications posées
par les auteurs eux-mêmes. Nous croyons cependant nécessaire de revenir un peu sur ce point : nous serons bref.

1º L'appareil de Boyer agit en dehors du membre, et, par
conséquent, dans une direction très éloignée de l'axe du
fémur ; car l'axe du fémur ne peut être représenté que par une
ligne fictive qui, partant du milieu des condyles, viendrait
passer au centre de la tête de cet os ;

2º Les points sur lesquels l'extension et la contre-extension
sont appliquées sont mal choisis ; en effet, l'extension agit sur
le coude-pied, c'est-à-dire sur un point où la peau est très
mince et appliquée presque immédiatement sur les os. La
contre-extension est exercée par un sous-cuisse rembourré,
fixé à l'extrémité de l'attelle, et qui, embrassant la racine du
membre, vient passer sur la partie latérale du périnée ; mais
la direction oblique de ce sous-cuisse, que nous représente-
rons par $A\,C$, fig. 5, entraîne nécessairement une perte considérable de force : car la traction exer-
cée par l'attelle étant donnée AB et
la distance du sous-cuisse à l'attelle
BC, nous aurons pour résultante $AB+$
BC, c'est-à-dire que l'obliquité du
sous-cuisse occasionnera, sur les parties où il repose, une pression qui ne
pourra être évaluée à moins du double

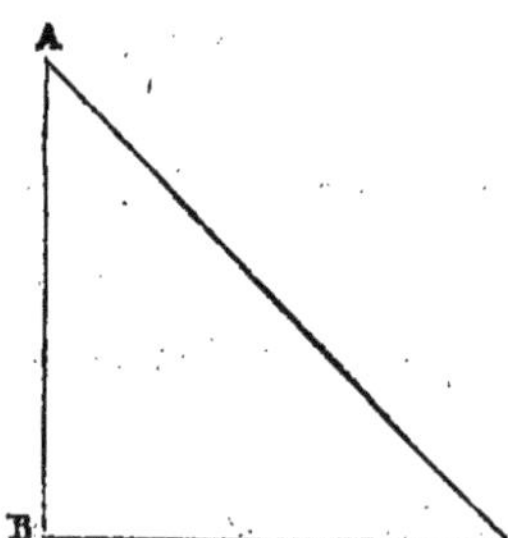

Figure 5.

de la traction exercée directement par l'appareil. Ajoutons

que, malgré tout le rembourrage dont on peut le garnir, ce sous-cuisse ne présente jamais une grande surface; la structure même des parties s'y oppose; donc, il blesse constamment;

3º Il n'est jamais possible, avec cet appareil, de maintenir le membre dans sa longueur et sa rectitude naturelles; pour vaincre la résistance musculaire, il faut employer une force de traction telle, que les malades ne peuvent la supporter;

4º Le bassin n'étant pas fixé, il est impossible de maintenir les fragmens en contact;

5º L'appareil condamne le genou à l'immobilité et détermine une raideur dans l'articulation qui persiste longtemps après la guérison;

6º Il détermine des douleurs violentes dans le membre et, fréquemment, des excoriations ou même la gangrène des tégumens.

Quant à l'appareil de Dupuytren, également imparfait, mais sous d'autres rapports qu'il est facile de comprendre, nous lui reprochons, comme nous l'avons dit, de ne pas maintenir le membre dans un degré d'allongement constant, et enfin de ne pas s'opposer au déplacement des fragmens dans les mouvemens que le malade peut exécuter, soit pendant son sommeil, soit pour satisfaire aux besoins naturels.

Voyons maintenant si nous avons su mettre à profit les préceptes qui nous ont été donnés et si nous avons pu éviter tous les inconvéniens qui nous ont été signalés par les maîtres et ceux que nous avons reconnus nous-même.

Nous avons fait construire un appareil avec lequel le chirurgien peut placer le membre dans tel degré de flexion ou d'extension qu'il jugera convenable, le mettre à volonté dans la rotation en dedans ou en dehors, le maintenir à n'importe quel degré de relâchement ou d'allongement.

Notre nouvel appareil, presque entièrement en bois, se

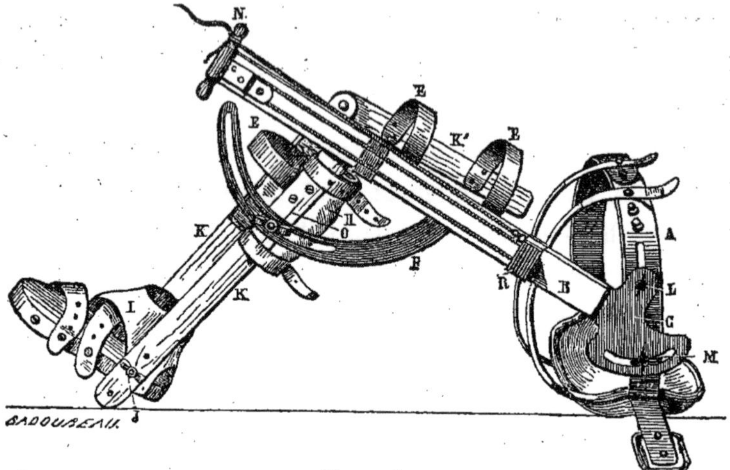

Figure 6

compose de deux attelles, *K K K*, fig. 6, articulées à la hauteur du genou, réunies entre elles par trois demi-cercles
d'acier, *E E E*, de manière à former ensemble une sorte de
gouttière à jour qui embrassera la partie antérieure de la
jambe et de la cuisse sans les toucher. Ces attelles sont main-
tenues au degré de flexion qu'on a jugé convenable au moyen
d'un arc de cercle *F* fixé par une vis de pression *O*.

Une large courroie rembourrée *H*, fixée sur la portion jambière des attelles, vient reposer sur le mollet, et est chargée de
faire l'extension du membre.

A la partie inférieure des attelles se trouve une sorte de
chaussure *I*, qui maintient le pied, tout en lui laissant exécuter
quelques mouvemens de flexion et d'extension.

Toute cette partie de l'appareil est montée à coulisse sur
une longue attelle *B*, qui remonte jusqu'à la hauteur de la
fosse iliaque externe, s'articule avec une forte ceinture en
acier *A*, et vient se prolonger en avant jusqu'au delà du genou,
en suivant l'axe de la cuisse.

La ceinture *A* doit embrasser le bassin sans le toucher en

aucun point, si ce n'est en arrière, où elle est garnie d'une large plaque rembourrée, sur laquelle vient reposer la région sacro-lombaire. Cette ceinture présente une série de boutons qui servent à attacher les sous-cuisses destinés à la contre-extension.

Nous venons de voir que notre appareil se compose de deux parties distinctes : l'une est chargée de l'extension, et l'autre de la contre-extension. La partie de l'extension, avons-nous dit, est montée sur une longue attelle B, fixée elle-même sur la ceinture d'acier chargée de la contre-extension. Une sorte de moufle est fixée, d'une part, à l'extrémité de la contre-extension, et, d'autre part, à la partie supérieure de l'attelle fémorale externe R. On comprend que le jeu de ce moufle, faisant glisser ces deux parties l'une sur l'autre, tend ainsi à éloigner le point de l'extension de celui de la contre-extension.

La longue attelle B se termine en haut par une pièce C qui présente un arc de cercle, et qui, étant montée à coulisse sur la ceinture A, permettra, selon que le besoin s'en fera sentir, d'incliner la ceinture ou de porter le membre dans tel degré de rotation qu'on pourra désirer, soit en dedans, soit en dehors.

MODE D'APPLICATION.

La ceinture A étant ouverte, on la *passera* en quelque sorte au malade, et on la glissera de haut en bas sous la région lombaire. On desserrera les écrous $L\,M\,O$; on soulèvera la partie de l'appareil qui doit embrasser le membre blessé ; on l'amènera au-dessus de ce membre ; on rapprochera les deux extrémités de la ceinture, et on la fermera à l'aide du petit tourniquet ou mentonnet placé à sa partie antérieure.

Les écrous *LMO* étant desserrés, on portera l'appareil aussi près que possible de la direction du membre blessé, que nous supposons, pour le moment, étendu sur un plan horizontal : il est bien entendu que, dans ce cas, les portions jambière et fémorale de l'appareil seront aussi dans la position horizontale. (Dans le cas particulier où, par suite d'un commencement de traitement, le membre serait dans la position demi-fléchie, il faudrait naturellement, pour occasionner le moins de désordre possible, présenter l'appareil dans une position analogue.)

Les sous-cuisses de la contre-extension seront attachés en arrière sur les boutons les plus éloignés de la partie moyenne de la ceinture ; mais, en avant, ils devront être rapprochés autant que possible.

On chaussera le pied, puis on le fixera sur la semelle de bois, à l'aide de courroies *I*, qui seront croisées sur le coude-pied et attachées aux boutons placés sur les côtés de la semelle. Il n'est pas nécessaire que le pied soit serré : il ne doit être que maintenu.

On glissera doucement la courroie *H* sous le mollet, et réfléchissant, sur les attelles latérales, les lanières qui la terminent, on viendra boucler ces lanières entre elles sur le point correspondant au rembourrage de la courroie *H*.

On fléchira la jambe sur la cuisse en élevant le genou, et quand on sera arrivé au degré de flexion convenable, c'est-à-dire quand on aura amené les attelles à former entre elles un angle dont le sinus serait d'environ 100°, on fixera l'appareil en resserrant l'écrou *O*, fig. 7.

On pourra, selon que les indications l'exigeront, placer le membre soit dans la rotation en dedans, soit dans la rotation en dehors, en faisant glisser la pièce *C* de la partie supérieure

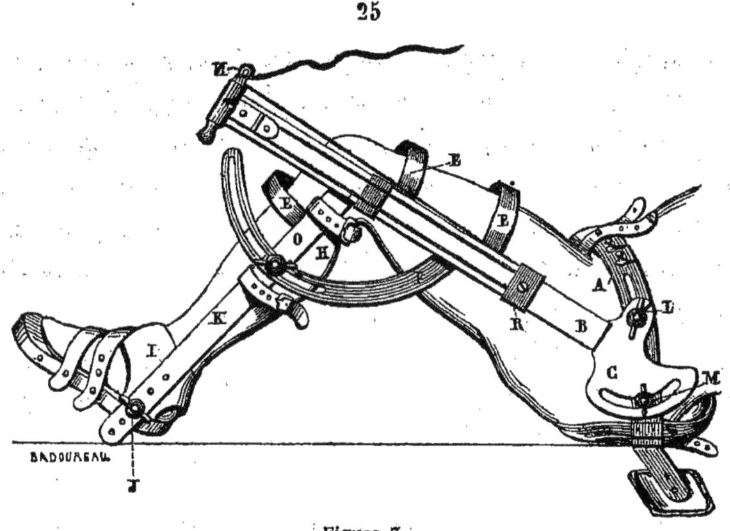

Figure 7.

de la longue attelle *B* dans la coulisse pratiquée sur le côté
de la ceinture; ensuite on donnera à volonté à la ceinture le
degré d'inclinaison convenable, puis on resserrera les écrous
L et *M* et toute cette partie deviendra immobile.

RÉDUCTION.

Les choses étant disposées ainsi, on amènera la corde du
moufle sur le petit béquillon *N* fixé à l'extrémité de la longue
attelle *B*. Se servant du béquillon comme d'une poulie de
réflexion, on tirera la corde et on exercera ainsi l'extension
du membre. *Cette extension sera lente, graduée, et ne devra
jamais être portée au point de déterminer de vives douleurs.*

Déjà, dans plusieurs cas, nous avons mis la corde dans les
mains du malade, et l'avons chargé de faire l'extension lui-
même. Nous avons reconnu que, maîtres en quelque sorte du
degré de douleur que pouvait leur causer l'opération, les
malades étaient presque rassurés et arrivaient sans souffrance
à une extension beaucoup plus considérable que nous n'au-

rions osé la pratiquer nous-même. Aussi, dans presque tous les cas, nous avons été forcé, par prudence, de la modérer.

Enfin l'extension produite, la corde sera fixée par un nœud au béquillon *N*, et de plus, dans la crainte que le nœud ne vienne à glisser, nous avons ajouté un petit ressort formant pincette, sous lequel on viendra engager la corde à sa sortie du nœud.

Comme, par un effet naturel, les cordes dans un temps donné se relâchent d'elles-mêmes, le degré de l'extension sera vérifié souvent et rétabli au point convenable.

Maintenant, il est facile de reconnaître que, dans l'application et le mode d'action, cet appareil résume et réunit les deux méthodes : *extension continue* et *demi-flexion;* qu'il présente tous les avantages, et est exempt de tous les inconvéniens que nous avons signalés dans chacune de ces deux méthodes.

En effet, nos deux sous-cuisses sont placés l'un à droite et l'autre à gauche, de manière à élargir autant que possible la surface de la contre-extension. Ces deux sous-cuisses, attachés aux boutons de la ceinture d'acier, sont disposés de manière à agir parallèlement à l'axe du corps, c'est-à-dire perpendiculairement à la surface cutanée sur laquelle ils reposent. De plus, le point d'appui de la contre-extension étant très rapproché de la cavité cotyloïde, la traction peut être exercée directement dans le sens de l'axe du fémur.

Nous avons mis, avons-nous dit, le membre dans la demiflexion : une large courroie, rembourrée et fixée sur la portion jambière des attelles, embrasse la partie postérieure et supérieure de la jambe, et prend le point d'appui de l'extension sur le mollet. Ce point est certainement de beaucoup préférable au coude-pied ; car, ici, nous avons une peau moins fine et rembourrée naturellement par une quantité de chairs plus ou moins considérable.

Donc, extension et contre-extension directe exercées dans l'axe de l'os fracturé, immobilité du bassin fixé par les deux sous-cuisses, extension pratiquée sur une surface parfaitement garnie par les chairs de la partie postérieure de la jambe.

D'autre part, nous avons dit que la partie de l'appareil chargée de l'extension étant montée à coulisse sur la longue attelle *B* pouvait, à l'aide du moufle, glisser sur cette attelle et éloigner le point de l'extension de celui de la contre-extension et, par conséquent, produire l'élongation du membre, c'est-à-dire son extension. Donc, enfin, extension très faible ou portée à tel degré qu'on jugera nécessaire, sans jamais déterminer de grandes douleurs.

Toutes les indications nous semblent remplies.

Ainsi, nous sommes parvenu à vaincre toutes les difficultés que Boyer considérait comme des impossibilités ; nous avons donc rendu l'extension possible dans le cas de fracture du fémur et, de plus, nous avons choisi la position demi-fléchie pour pratiquer cette extension : attendu que, dans cette position, les muscles présentent moins de résistance à leur élongation et partant à la réduction de la fracture et à la bonne conformation du membre.

La grande simplicité de cet appareil, la facilité avec laquelle il peut être mis en usage et les résultats toujours satisfaisans qu'il nous a donnés en font maintenant, pour nous, l'appareil le plus complet :

Attendu qu'il remplit toutes les indications que peuvent présenter les fractures du fémur ;

Attendu que, grâce à lui, il est toujours possible d'apprécier le degré d'extension qui est exercé ;

Attendu qu'on peut facilement augmenter et diminuer cette extension et placer le membre dans tel degré de flexion et de rotation que le chirurgien peut désirer.

Ainsi, à l'aide de notre appareil, le chirurgien peut, A LUI SEUL, réduire une fracture du fémur quelle qu'elle soit; il n'a besoin du secours d'aucun aide; il peut d'abord pratiquer l'extension aussi doucement qu'il y aura lieu de le désirer et sans jamais craindre que la fatigue de ses aides ou leur inintelligence ne vienne interrompre l'opération.

L'extension étant suffisante, le chirurgien peut s'occuper tout à loisir de la coaptation et, au besoin, y revenir à plusieurs reprises s'il ne réussit pas de prime-abord.

On a pu remarquer que le membre reste libre et comme isolé au milieu de l'appareil ; le chirurgien peut donc l'examiner tous les jours, à tout instant, panser les plaies, s'il en existe, ouvrir les abcès, appliquer des sangsues, des cataplasmes, etc., sans rien déranger de l'appareil. De plus, le membre n'ayant pas été comprimé pendant le traitement, et la circulation ayant conservé toute sa liberté, toute son énergie, le travail de consolidation a dû en ressentir une influence favorable.

Ajoutons que l'appareil une fois appliqué, non seulement le malade peut satisfaire aux besoins naturels sans imprimer le moindre mouvement, le moindre déplacement dans le lieu de la fracture, mais encore qu'il est facile de le changer de lit et même, au besoin, de le transporter à une assez grande distance, sans que le travail de consolidation en soit notablement dérangé.

En parlant du précepte donné par les auteurs de porter l'extension jusqu'à ce que les aspérités des fragmens puissent se dégager et rentrer ensuite les unes dans les autres pour rendre au membre sa configuration primitive, nous avons dit que la résistance du périoste et de l'aponévrose fémorale ne permet pas une élongation suffisante du membre et nous avons promis d'indiquer le moyen d'éluder ces obstacles.

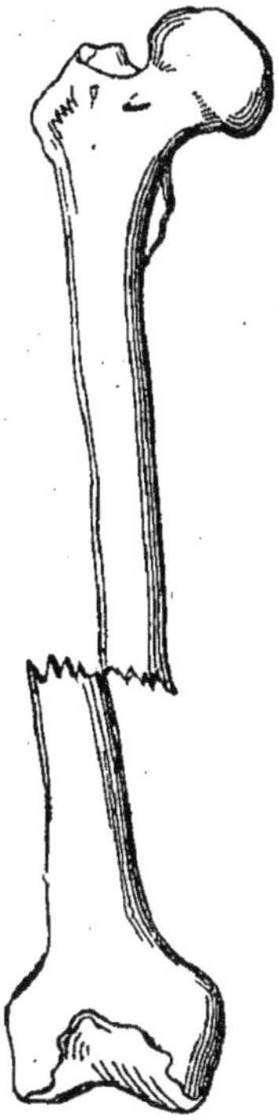

En effet, nous avons rencontré avec M. Chassaignac un cas où, bien que l'extension fût portée au degré nécessaire pour rétablir la longueur du membre, les fragmens sont restés placés l'un à côté de l'autre et ne se touchant que par un point de leur circonférence (fig. 8). Le malade a conservé l'appareil pendant tout le temps nécessaire à la consolidation et a guéri, il est vrai, sans claudication, quoique les os n'aient jamais été parfaitement affrontés. Mais, malgré le succès apparent que nous avons obtenu dans cette circonstance, il nous restait un regret et la conviction qu'il y a mieux à faire en pareille occurence. Il fallut donc chercher le moyen de remédier à cet accident s'il venait à se représenter, et nous avons imaginé le procédé suivant :

Fig. 8.

Le membre étant soumis à une extension suffisante, il faut, par une pression latérale, exercée surtout sur le fragment qui fait saillie vers la face interne de la cuisse, chercher à exagérer la grande courbure naturelle du fémur, c'est-à-dire chercher à porter les extrémités des fragmens en avant et en dehors.

Dans ce mouvement, les extrémités de l'os *A B* (fig. 9), étant fixées par l'extension et la contre-extension, ne peuvent se rapprocher et deviennent le centre des mouvemens que chaque fragment pourra exécuter. En effet, si l'on cherche à éloigner le point fracturé de l'axe du membre, chaque frag-

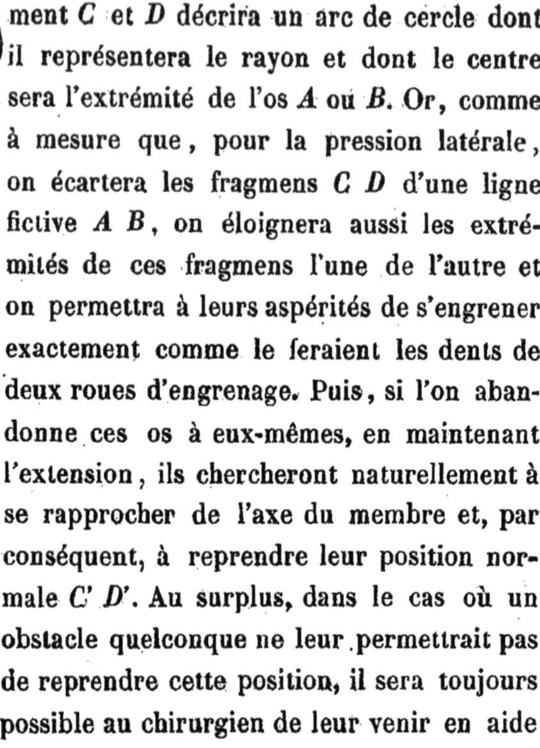

Fig. 9.

ment *C* et *D* décrira un arc de cercle dont il représentera le rayon et dont le centre sera l'extrémité de l'os *A* ou *B*. Or, comme à mesure que, pour la pression latérale, on écartera les fragmens *C D* d'une ligne fictive *A B*, on éloignera aussi les extrémités de ces fragmens l'une de l'autre et on permettra à leurs aspérités de s'engrener exactement comme le feraient les dents de deux roues d'engrenage. Puis, si l'on abandonne ces os à eux-mêmes, en maintenant l'extension, ils chercheront naturellement à se rapprocher de l'axe du membre et, par conséquent, à reprendre leur position normale *C' D'*. Au surplus, dans le cas où un obstacle quelconque ne leur permettrait pas de reprendre cette position, il sera toujours possible au chirurgien de leur venir en aide et de les y ramener lui-même.

Recherchons maintenant les motifs qui ont porté les auteurs à admettre la division des fractures du col du fémur en fractures intra-capsulaires et fractures extra-capsulaires et examinons les conséquences pratiques qu'on en peut tirer ? Presque tous les praticiens s'accordent à dire que les fractures qui ont lieu en dehors de l'articulation peuvent guérir assez facilement, quoique le membre présente un certain degré de raccourcissement, c'est-à-dire quoique les fragmens ne soient pas dans un rapport parfait ; tandis que celles qui sont situées à l'intérieur de la capsule articulaire, au contraire, ne pouvant se consolider, il est inutile de les soumettre à aucun traitement.

Boyer attribue la non-consolidation des fractures intra-capsulaires à l'imperfection des appareils; A. Cooper au défaut d'affrontement parfait des fragmens, ce qui, au fond, est à peu près la même chose.

Enfin, pour presque tous les chirurgiens, la principale raison est l'absence presque complète de travail de consolidation du côté de la tête qui est séparé du col; ils affirment que, de ce côté, la vitalité n'est plus entretenue que par le ligament rond dans l'épaisseur duquel on ne trouve qu'un petit nombre de vaisseaux très fins et qu'alors cette vitalité devient à peu près nulle et rend la consolidation impossible.

C'est de là qu'il suit que les auteurs, convaincus que tout traitement est inutile, que le membre ne pourra jamais recouvrer l'intégrité de ses fonctions, conseillent d'abandonner ces fractures à elles-mêmes.

Ainsi, A. Cooper croyant voir la santé des malades s'altérer sous l'influence d'un traitement qu'il considérait comme sans espoir, dit avec découragement : « Si pareil accident m'arri-
» vait, je ferais placer un coussin sous le membre blessé, dans
» toute sa longueur, un autre serait roulé et placé au-dessous
» du genou et le membre serait ainsi soumis à l'extension, pen-
» dant dix ou quinze jours, jusqu'à ce que l'inflammation et la
» douleur soient dissipées. Alors, je me lèverais et me tien-
» drais assis dans une chaise élevée afin de prévenir un degré
» trop considérable de flexion, qui serait douloureux; et, mar-
» chant avec des béquilles, j'appuierais sur le sol avec le pied
» du côté malade, d'abord légèrement, puis progressivement,
» de plus en plus, jusqu'à ce que le ligament capsulaire se soit
» épaissi, et que les muscles aient recouvré leur énergie;
» l'usage d'un soulier à talon diminuerait la claudication. »

S'il était vrai que toute consolidation fût impossible par suite de l'absence de vitalité dans le fragment supérieur, il

faudrait passer condamnation, et de toute nécessité se soumettre aux conseils désespérés d'Astley Cooper ; mais nous
voyons déjà que ce chirurgien avait reconnu la possibilité de
la formation d'une substance fibreuse qui, réunissant les deux
fragmens, les maintient assez solidement pour permettre la
station et la déambulation, et cela, quoique le membre présente un raccourcissement souvent assez considérable et, par
conséquent, que les fragmens soient éloignés l'un de l'autre.

Du reste, il dit que, dans le cas où il y aura le moindre
doute sur le lieu de la fracture et sur la question de savoir si
elle est intra ou extra-capsulaire, on devra traiter le malade
comme si l'on avait affaire à la seconde de ces fractures, qui
est susceptible de consolidation osseuse. C'est, après tout, ce
que nous avons fait : seulement nous avons toujours obtenu
guérison sans difformité, quel que soit le cas.

Si A. Cooper ne reconnaît la possibilité de réunion osseuse
que pour les fractures extra-capsulaires, les auteurs qui se
sont occupés de cette question nous rapportent des exemples,
avec pièces à l'appui, de la consolidation osseuse dans les frac-

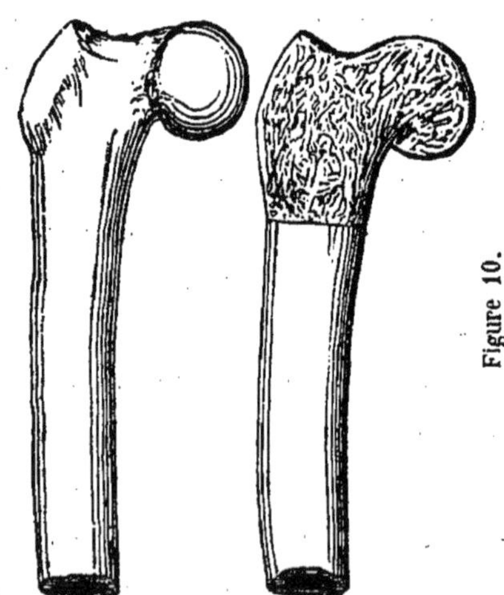

tures intra-capsulaires. Boyer en cite une observation; le musée Dupuytren renferme plusieurs pièces dans lesquelles un cal osseux plus ou moins régulier a réuni les fragmens du col fémoral à l'intérieur de l'articulation. Enfin, M. le docteur Fano vient de soumettre, à la Société de chirurgie, un fémur présentant une fracture intra-capsulaire consolidée par un cal osseux, voyez fig. 10.

M. le professeur Malgaigne, tout en admettant ce mode de consolidation, conteste la valeur absolue d'un grand nombre de pièces qui sont présentées comme preuves à l'appui. Mais n'y eût-il qu'un seul exemple de consolidation osseuse bien avéré dans le cas de fracture intra-capsulaire, que nous croirions devoir le prendre comme preuve de la possibilité de cette consolidation et conseiller, dans tous les cas, de recourir aux moyens qui peuvent la favoriser.

De tout ce qui précède, il résulte que les fractures intra-capsulaires guérissent beaucoup plus difficilement que celles qui ont lieu en dehors de l'articulation ; que les principales causes de la difficulté de la consolidation de ces fractures tiennent : 1° A la vitalité moindre du fragment supérieur ; 2° à ce que, avec les appareils ordinaires, les fragmens ne peuvent être maintenus dans un contact assez immédiat, c'est-à-dire, tout simplement, comme le disait Boyer, à ce que les appareils sont défectueux.

Maintenant, à quel moment doit-on commencer à tenter la réduction ?

Il est un principe admis généralement, c'est que, lorsque le membre présente un gonflement assez considérable, il ne faut pas tenter la réduction de la fracture. Or, Pott démontre que ce principe est contraire aux saines lois de la physiologie. En effet, quelle est la cause de ce gonflement, de cette inflammation des parties qui avoisinent la fracture? Il est de toute évidence qu'elle n'est autre que la dilacération causée par les extrémités plus au moins aiguës des fragmens. Maintenant, quel peut être le moyen de faire cesser tous ces accidens? La réponse est bien simple. Si vous avez une épine enfoncée profondément au milieu de vos tissus et que ces tissus soient devenus le siége d'une inflammation violente, vous commencerez par retirer l'épine. Eh bien, dans le cas qui nous occupe, les extrémités toujours très irrégulières des fragmens ont traversé les chairs du membre fracturé et vous voulez attendre que l'inflammation ait cessé pour chercher à retirer les nombreuses épines qui déchirent ces chairs? N'y a-t-il pas là contradiction flagrante?

Le premier soin doit donc être de faire disparaître ces accidens. Mais, dira-t-on, il est impossible d'exercer des tractions assez énergiques pour opérer la réduction immédiate en agissant sur des tissus affectés d'inflammation, et il y a risque alors, en agissant ainsi, de déterminer les plus graves accidens. A cette objection, il y a une réponse toute naturelle; placez d'abord le membre dans une position telle, que les muscles soient dans le plus grand relâchement possible; puis, vous commencerez par exercer de légères tractions qui auront toujours pour avantage d'éloigner les aspérités des fragmens des parties qu'ils continuent à déchirer. A l'aide de cette manœuvre, vous ferez cesser, ou au moins vous diminuerez considérablement les causes d'irritation : en continuant de la sorte, vous arriverez à ramener peu à peu le membre à sa longueur normale tout en diminuant l'irritation et, par conséquent, l'inflammation et les douleurs du malade.

Hippocrate (*Traité des fractures*, § 31) recommande de commencer le traitement le plus tôt possible.

A. Paré dit que, pour « *réduire aisément vne fracture, il faut faire tout chaudement, et du premier iour, s'il est possible.* »

Pott attribue tous les insuccès au retard qu'on a mis à opérer la réduction, et à attendre la diminution des phénomènes inflammatoires ; il ajoute que, neuf fois sur dix, on aurait pu éviter tous ces accidens, c'est-à-dire la douleur, la difformité et la claudication qui en est la conséquence, si l'on avait tenté la réduction immédiatement.

Il nous reste une dernière question à examiner : elle est de la plus haute importance et les circonstances actuelles en redoublent l'intérêt.

Nous voulons parler de la malheureuse nécessité où l'on se trouve souvent sur le champ de bataille, dans le cas de fracture, par coup de feu, de sacrifier le membre que, dans les conditions ordinaires, il eût été possible de conserver.

Cette question a été et est encore le désespoir des chirurgiens militaires.

Tous les chirurgiens savent, en effet, que si l'on transporte un blessé affecté de fracture des membres inférieurs, dans les conditions désastreuses du champ de bataille, la conséquence est presque toujours un gonflement très considérable du membre et des accidens inflammatoires tellement intenses que l'amputation devient la seule ressource.

Du reste, pratiquée dans des circonstances aussi défavorables, l'opération devient d'une gravité excessive et réussit bien rarement. Aussi, en est-on venu naturellement à renoncer d'emblée à toute tentative de guérison de la fracture et à accepter d'avance une conséquence reconnue inévitable, —

c'est-à-dire, qu'en principe, tout membre fracturé est amputé immédiatement et souvent même sur le champ de bataille.

Cette déplorable nécessité se présente si fréquemment et est presque toujours tellement impérieuse que Ribes et beaucoup d'autres n'ont pas craint de l'ériger en précepte formel.

Cependant quelques chirurgiens, sans doute rencontrant des circonstances favorables, ont essayé d'en appeler des maîtres et M. le docteur Hutin est venu, il y a peu de temps, montrer à l'Académie impériale de médecine que beaucoup de fractures des membres inférieurs ont pu guérir sans amputation.

Le précepte reste pourtant, et fait encore loi pour la majeure partie des chirurgiens militaires à cause des désordres occasionnés dans le transport.

Toute la question nous paraît donc devoir se résumer à *éviter les accidens de la translation.* Or, nous avons dit, dans le cours de ce travail, que dans le cas où la fracture se trouverait compliquée de plaie, il serait facile, malgré la présence de l'appareil, de la panser et d'en surveiller l'état. Plus loin, nous ajoutions que le malade pouvait, sans inconvénient, être changé de lit et même transporté à une grande distance sans que le travail de consolidation fût sensiblement retardé ou modifié.

Des résultats aussi favorables ne pouvaient échapper à la sagacité de M. le baron Hipp. Larrey qui, dans sa sollicitude éclairée, a parfaitement compris tous les services qu'un appareil de cette nature pourrait rendre aux malheureux blessés affectés de fractures des membres inférieurs. Seulement, le volume assez considérable de notre appareil le rendait impropre au service des ambulances.

Alors, sur les indications qui nous ont été fournies par M. Larrey, nous avons entrepris de construire un appareil beaucoup moins volumineux, d'une application facile et prompte, et cependant capable de maintenir les fragmens dans leurs rapports normaux, en évitant tout déplacement dans le lieu de la fracture, et, par conséquent, toute déchirure dans les chairs qui avoisinent, quel que soit, d'ailleurs, le moyen de transport dont on dispose.

Notre nouvel appareil repose sur les mêmes principes que le premier et n'en est qu'une modification : aussi, peut-il le remplacer dans la majeure partie des cas et remplir, à peu près, les mêmes indications.

Il se compose aussi d'une partie destinée à l'extension et d'une autre à la contre-extension, et tout l'appareil peut être renfermé dans un petit sac-valise, fig. 11, présentant une lon-

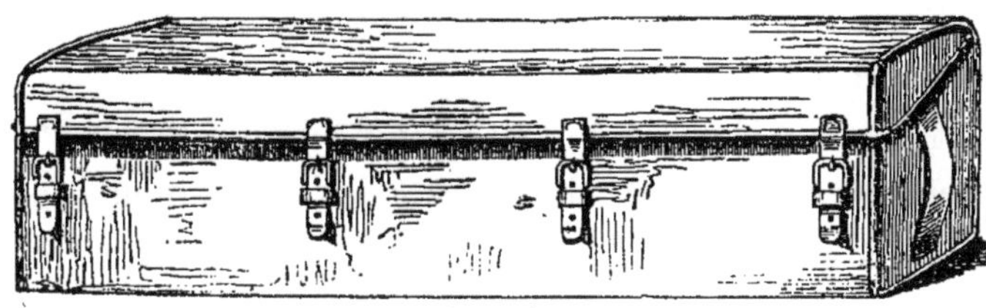

Figure 11.

gueur totale de 0m,75, sur 0m, 20 de hauteur et 0m, 14 d'épaisseur, et, par conséquent, pouvant être facilement placé dans un fourgon d'ambulance, ou attaché sous un cacolet, enfin, au besoin, être placé derrière le porte-manteau d'un cavalier.

Cet appareil, que nous nommerons *appareil de campagne*, peut servir non seulement au traitement des fractures du fémur simples ou compliquées de plaies, mais encore il peut être employé avec avantage au transport des blessés.

Sur la demande de M. Larrey, nous avons dû [illegible] un appareil extensif pour les cas de fracture de la jambe.

Ainsi, l'appareil, tel que nous allons le décrire, est tout

aussi bien applicable aux fractures de la jambe qu'à celles de la cuisse et même au cas où les deux fractures existeraient simultanément.

Cet appareil, avons-nous dit, se compose de deux parties distinctes, l'une est chargée de l'extension et l'autre de la contre-extension.

La partie de l'extension consiste en deux attelles latérales assemblées entre elles par trois demi-cercles d'acier *E E E*, fig. 17, qui les maintiennent au degré d'écartement nécessaire pour que le membre ne soit jamais comprimé par elles. Ces attelles sont brisées et articulées à nœud de compas à la hauteur du genou, de manière à permettre de replier l'appareil sur lui-même, et, par un mouvement que nous aurons à expliquer, de placer le membre dans le degré de flexion que nous avons reconnu le plus favorable au traitement de la fracture et au transport des blessés.

La portion fémorale des attelles est garnie de chaque côté de deux gaînes en fer destinées à loger la longue attelle *B*, fig. 16, à glisser sur elle, et, par conséquent, à servir de curseur à tout le système de l'extension.

Une sorte de chariot monté à coulisse sur ses attelles jambières, supporte la semelle de bois montée à bascule sur une tringle de fer, et, par une vis *P*, glissant dans un arc de cercle, cette semelle peut fixer le pied dans tel degré d'extension ou de flexion qui convient, tout en laissant au chirurgien la facilité d'exercer l'extension de la jambe si besoin est.

Nous avons voulu, pour ce nouvel appareil destiné aux cas les plus graves, élargir, autant que possible, les surfaces de l'extension : à cet effet, nous avons hérissé le bord antérieur des attelles d'une série de petits crochets sur lesquels viennent se fixer autant de bandes qu'il est possible d'en désirer. Nous expliquerons et la disposition de ces bandes et leur mode d'action en nous occupant de l'application de cet appareil.

La partie de la contre-extension se compose : d'une ceinture d'acier à laquelle sont fixés les deux sous-cuisses qui viennent reposer sur le périnée. Cette ceinture est formée de trois pièces séparées *A D G*, fig. 12, qui, lorsqu'elles sont réu-

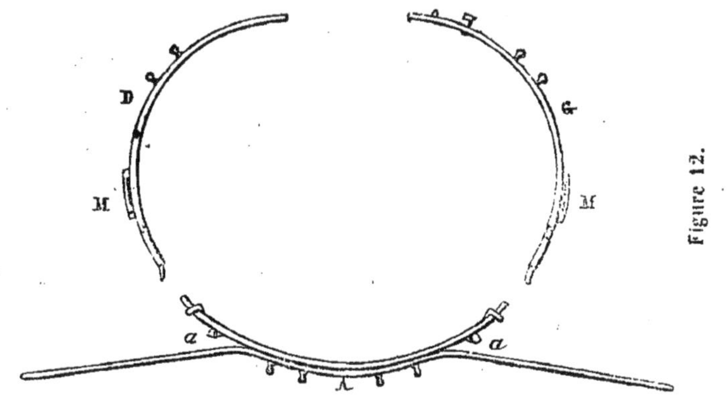

nies, forment un cercle complet *A D G*, fig. 13, et constituent ainsi la ceinture. Un large coussin rembourré, sur lequel vient

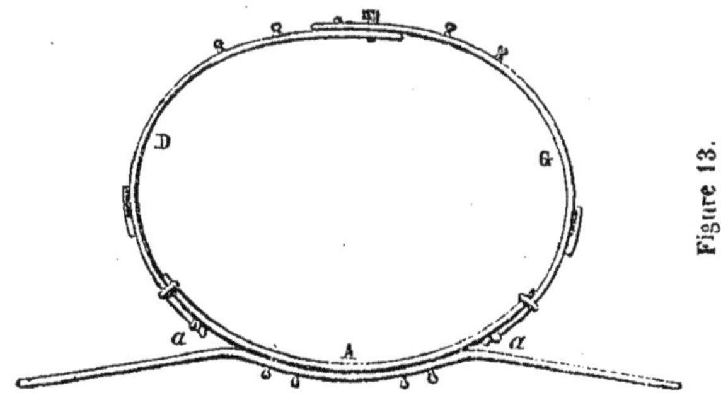

reposer la région lombaire, est attaché à la pièce *A*. Cette pièce *A* présente de chaque côté un petit pontet *a* et *a'* destiné à recevoir une partie rétrécie des pièces *D* et *G*.

De chaque côté de la ceinture, c'est-à-dire sur les parties latérales *D* et *G*, existe une mortaise destinée à recevoir l'extrémité *C* de la longue attelle *B*, fig. 16.

La longue attelle *B*, avons-nous dit, est reçue dans deux gaînes en fer *R R*, fig. 15 qui servent de conducteur à tout le système de l'extension ; et comme l'appareil peut indistinctement être appliqué à droite et à gauche, cette longue attelle doit toujours être placée dans les gaines qui sont au côté externe du membre, de manière à pouvoir être adaptée à la mortaise correspondante de la ceinture.

Il est nécessaire que l'appareil soit fixé au degré de flexion qui a été déterminé ; à cet effet, nous avons mis une sorte de verrou excentrique *F* qui vient s'engager dans une entaille pratiquée sur les deux plaques d'acier formant la charnière à nœud de compas qui réunit les portions jambières et fémorales des attelles. Il faudra donc, quand l'appareil sera amené au degré de flexion angulaire, que nous avons indiqué, tourner de haut en bas le petit manche ou levier du verrou excentrique *F*.

Le pied sera fixé sur la semelle de bois à l'aide des deux bandes attachées ensemble en forme de croix; les parties les moins longues seront attachées aux boutons de la partie postérieure de la semelle ; l'entrecroisement des deux bandes reposera sur le tendon d'Achille et les deux chefs viendront s'attacher aux boutons antérieurs après s'être croisés sur le coude-pied, voyez *I*, fig. 15.

MODE D'APPLICATION.

On prendra d'abord, dans la valise, les trois pièces qui doivent former la ceinture; on glissera sous le malade la pièce *A* après y avoir attaché une des extrémités des sous-cuisses : ensuite on introduira la partie rétrécie des pièces *D* et *G* sous les petits pontets *a* et *a'* de la pièce *A*, la pièce *D* à la droite du blessé et la pièce *G* à gauche. Ces deux pièces seront rap-

prochées l'une de l'autre, pour venir se croiser à leur partie
antérieure, où elles seront réunies ensemble à l'aide du petit
tourniquet. Chaque pièce est poinçonnée de l'initiale du côté
où elle doit être appliqué : *D* pour droit, etc.

La ceinture étant ainsi constituée, on attachera l'autre
extrémité des sous-cuisses aux boutons antérieurs de la ceinture.

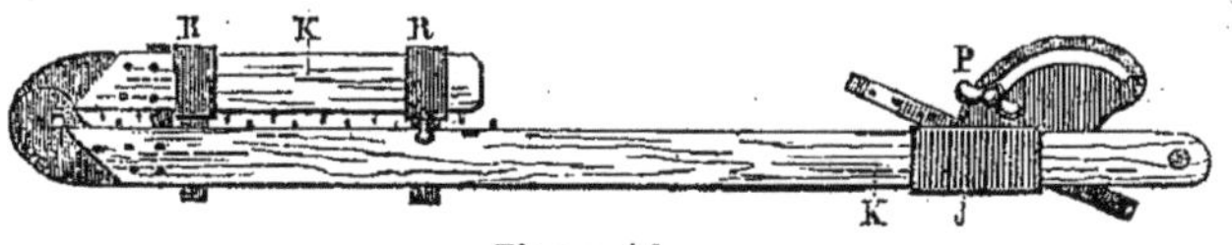

Figure 14.

On prendra les attelles repliées et on les étendra pour les
poser sur le membre blessé que nous supposons sur un plan
horizontal.

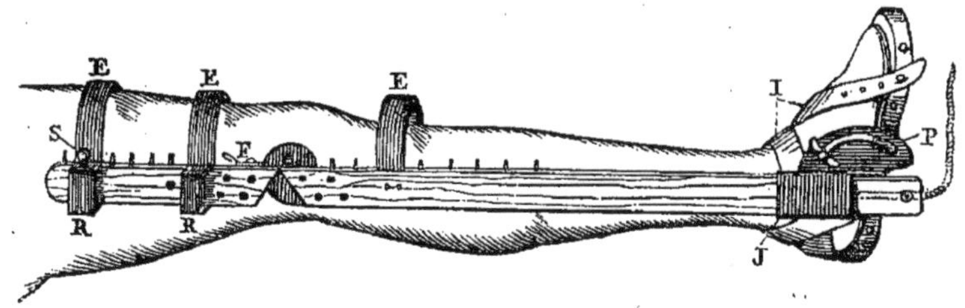

Figure 15.

On prendra les bandes une à une, et les repliant sur le bout
des doigts ou sur l'extrémité d'une petite attelle, on les glissera sous le membre jusqu'à ce qu'elles dépassent de chaque
côté.

Quand on en aura placé un nombre suffisant, on les fera
passer de chaque côté entre le membre et l'attelle, et en les
tendant légèrement, on viendra les réfléchir sur le bord antérieur de l'attelle pour les accrocher aux petits crochets dont il
est hérissé.

Les bandes, ainsi disposées, remplacent pour l'extension de

la cuisse la large courroie *H* de notre premier appareil, et, de plus, leur surface peut offrir une étendue beaucoup plus considérable. Mais, afin de laisser au chirurgien le choix des moyens, nous avons ajouté deux plaques rembourrées qu'il pourra, au besoin, glisser entre les bandes et le membre.

On soulèvera le genou en fléchissant la jambe sur la cuisse jusqu'à ce que les deux portions du membre forment entre elles un angle dont le sinus serait d'environ 110° c'est-à-dire autant que l'appareil pourra le permettre.

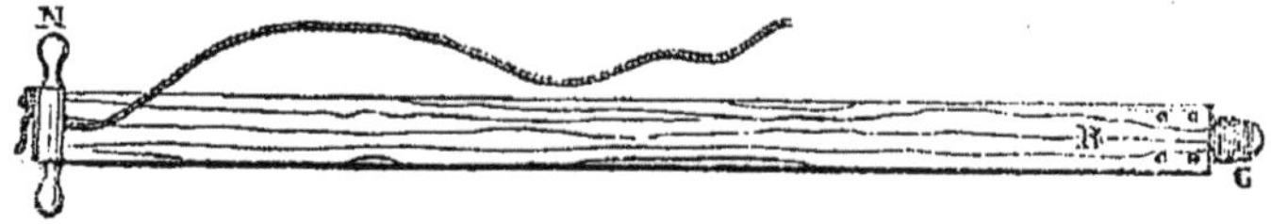

Figure 16.

On prendra la longue attelle *B*, fig. 16, qu'on introduira de bas en haut sous les gaînes *R R* de la partie fémorale de l'appareil et en continuant de la sorte on viendra introduire son extrémité *C* dans la mortaise de la ceinture. Puis on fermera le verrou excentrique *F* en abaissant son petit manche.

RÉDUCTION ET CONTENTION.

Les choses étant ainsi disposées, il faudra s'occuper de pratiquer l'extension du membre. Ici, pour simplifier autant que possible l'appareil, nous avons supprimé le moufle et l'avons remplacé par deux étoquiaux qui servent de poulies de réflexion ; l'un, *S*, est fixé sur l'une des gaînes *R R* de l'attelle fémorale, qui servent de curseur à la portion de l'appareil chargée de l'extension ; tandis que l'autre étoquiau est formé tout simplement par le béquillon *N* de la longue attelle *B*.

La corde étant attachée par l'une de ses extrémités au béquillon *N*, on viendra la passer sur l'étoquiau *S* du curseur de l'extension, puis elle reviendra sur le bras correspondant du béquillon, pour retourner ensuite à l'étoquiau, et enfin venir

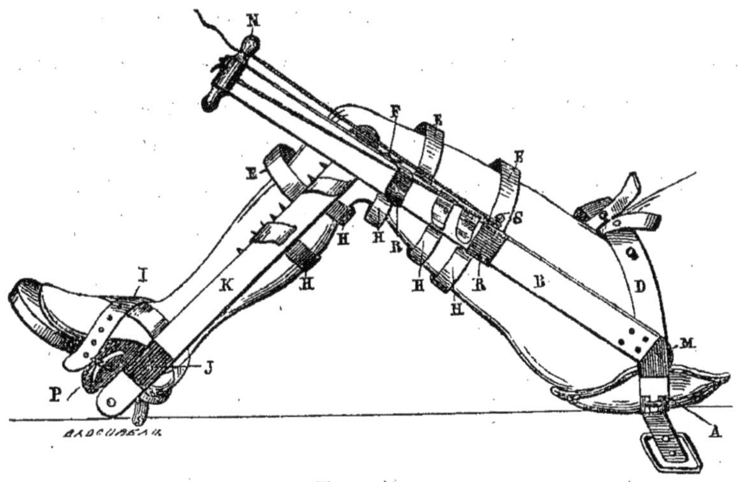

Figure 17.

terminer l'enroulement de la corde au béquillon auquel elle sera nouée solidement, et enfin elle sera prise sous le petit ressort-pincette.

Il est facile de comprendre que si l'on vient à tirer sur la corde, ainsi réfléchie sur les étoquiaux, on produira exactement le même effet qu'avec le moufle, c'est-à-dire qu'on fera l'extension du membre.

Le pied étant placé sur la semelle de bois et maintenu, ainsi que nous l'avons dit, on pourra l'incliner selon les indications : après avoir desserré l'écrou *P*, et amené le pied au point convenable, on resserrera l'écrou pour fixer le pied dans cette position.

Dans le cas où il s'agirait d'une fracture du fémur seulement, le pied n'ayant besoin que d'être contenu, on tirera doucement sur la corde attachée à la semelle, et, la réfléchissant sur la traverse de fer qui maintient l'extrémité des attelles jambières, on viendra la pincer sous le petit ressort. Mais si l'on avait affaire à une fracture de jambe ou aux deux fractures existant simultanément, l'extension, quoique modérée, devra être beaucoup plus forte; dans ce cas, il sera bon de garnir le coude-pied d'une bonne carde de coton ou d'une compresse mollette, pour éviter les excoriations que l'on sait très fréquentes sur ce point.

En résumé, à l'aide de notre appareil, nous avons constamment obtenu des guérisons qu'on peut qualifier de parfaites; car, dans tous les cas où nous l'avons employé, que la fracture siégeât sur le corps de l'os ou sur son col, qu'elle fût transversale ou oblique, simple ou comminutive, qu'elle fût récente ou datât déjà de 15, 18, 28 et même 38 jours ; dans tous les cas, disons-nous, nous avons obtenu la consolidation avec moins d'un centimètre de raccourcissement, et nos malades ont toujours guéri sans claudication; nous pouvons citer même un malade affecté d'une fracture du col du fémur, âgé de 67 ans, et un autre âgé de 75 ans.

Nous ne voulons pas en finir avec cette méthode d'extension sans dire un mot de quelques applications que nous avons pu en faire, et sans indiquer aux praticiens toutes les ressources qu'elle peut leur présenter.

Ainsi, nous l'avons employée avec succès pour la réduction d'une luxation traumatique du fémur chez un homme d'une constitution athlétique, un fort de la halle. Cette luxation avait résisté aux efforts combinés de huit personnes, aidées de l'anesthésie. En présence des docteurs Clerc, Fournier, Lamarre et Lepié, et sur leur demande, je fis l'application de mon appareil en plaçant le membre dans la position demi-fléchie; grâce à cette position, il me fut facile, à moi seul, d'opérer la réduction de la luxation tout en causant avec le malade, et sans avoir besoin de recourir à une très grande force de traction.

Dans un grand nombre de cas de luxation congénitale du fémur, cette méthode nous a été d'un grand secours pour maintenir les os dans leurs rapports normaux.

Mais c'est surtout dans les coxalgies, à n'importe quel degré d'intensité, à n'importe quelle période de leur existence, compliquées ou non de luxation, que nous en avons obtenu les résultats les plus surprenans. Ainsi, toujours, nous avons vu la douleur disparaître immédiatement, et la guérison arriver dans des cas qui devaient être considérés comme au-dessus des ressources de l'art. Enfin, lorsque la luxation était produite, nous sommes parvenu, le plus ordinairement, à la réduire, et, dans ces cas, nous avons obtenu la guérison de la malade sans ankilose, et partant, sans claudication. Cette question est, du reste, trop grave pour la traiter en passant, et comme question accessoire. Nous nous réservons d'en faire prochainement le sujet d'un travail spécial.

Notre intention n'est pas de rapporter ici les 45 observations de fractures du col ou du corps du fémur traitées par notre méthode, nous nous contenterons d'en citer quelques-unes et nous prendrons tout simplement les premières en date.

La première application de notre appareil eut lieu le 9 mars 1850, dans le service de M. le docteur Clerc, chirurgien en chef de l'hôpital de Saint-Germain-en-Laye.

Le nommé Mortier, âgé de 25 ans, demeurant à Bercy, rue Lebert nᵒ 5. Cet homme, d'une forte constitution, quoique de petite taille, conduisait un haquet chargé de 4,500 kilog. et attelé de cinq chevaux ; en montant la côte du Pecq, il fut heurté par un cheval qui descendait au grand trot, et renversé sous la roue de sa voiture. Aux cris poussés par ce malheureux, son camarade sauta à la bride des chevaux et les arrêta brusquement ; mais déjà, en ce moment, la roue avait écrasé la cuisse gauche et reposait en plein sur la droite. La roue passant sur la partie supérieure des cuisses avait ouvert le scrotum.

Le malade fut transporté à l'hôpital, et l'on constata une fracture des deux fémurs ; le fémur droit surtout était broyé, et la cuisse pouvait être fléchie sur plusieurs points de sa partie moyenne et supérieure.

Grâce aux soins éclairés de M. le docteur Clerc, la plaie du scrotum fut promptement cicatrisée ; mais bien que ce chirurgien eût appelé à son aide tous ses confrères de l'hôpital ; bien qu'ils eussent tenté de mille façons de pratiquer l'extension, malgré l'emploi du *double plan incliné*, les deux membres restaient extrêmement difformes, et le malade paraissait condamné à rester estropié toute sa vie.

M. le docteur Clerc voulut bien nous faire appeler le 6 mars, 24me jour de l'accident. Le malade était placé sur le double plan incliné. Assisté de MM. les docteurs Clerc et Lamarre, nous constatâmes que la cuisse gauche présentait une saillie considérable en avant et en dehors. Ce déplacement énorme avait lieu au point de jonction du tiers supérieur avec le tiers moyen du membre, et l'os fracturé en ce point présentait une excessive mobilité. La fracture nous parut presque transversale ; et cependant, comme nous venons de le dire, malgré l'emploi du double plan incliné, le membre était encore extrêmement difforme. Il faut le dire aussi, nous croyons devoir attribuer la grande difficulté de réduire les fractures chez notre

malade à un développement considérable du système musculaire.

Quant à la cuisse droite, on sentait manifestement que le
fémur était fracturé comminutivement sur un point un peu plus
élevé que du côté gauche : deux fragmens, dont l'un, situé
vers la partie moyenne du membre, présentait une grande
mobilité, chevauchaient l'un sur l'autre dans une étendue
d'environ 0^m,10 ; la cuisse présentait une saillie considérable
en avant et en dehors, sur le point correspondant à la fracture,
et paraissait excessivement raccourcie.

Nous ne pûmes, puisque les deux membres étaient atteints,
savoir combien ils avaient perdu de leur longueur primitive ;
toujours est-il que, de part et d'autre, le raccourcissement était
très notable.

L'application des appareils fut faite le 28me jour de l'accident en présence des docteurs Clerc et Lamarre : grand fut
l'étonnement de ces messieurs en voyant, sous l'action de la
mécanique, les cuisses s'allonger, les os reprendre leur direction et leur longueur normale, et cela sans que le malade
témoignât la moindre douleur, la moindre gêne.

Quelques jours plus tard, le 13 mars, nous priâmes M. le
docteur Robert, chirurgien de l'hôpital Beaujon, de vouloir
bien venir constater l'état de notre malade ; et la coaptation
lui parut tellement exacte, qu'il nous demanda lequel des deux
membres était fracturé. Nous n'avons pas besoin de rappeler
qu'ils l'étaient tous les deux.

Pendant tout le temps que dura l'application de l'appareil,
le malade, malgré son indocilité, n'accusa pas plus de souffrance ni de gêne que dans le premier moment.

Il lui était facile de satisfaire aux besoins naturels sans rien
déranger de ses machines, et surtout sans imprimer le moindre

mouvement, le moindre déplacement dans le lieu de la fracture.

On laissa agir le moyen contentif pendant 48 jours, et le malade dont les cuisses étaient restées parfaitement libres au milieu de son appareil, put immédiatement élever ses membres, en fléchir et étendre toutes les articulations aussi facilement que s'il n'eût pas été pendant longtemps condamné à l'immobilité absolue.

Enfin, notre malade est guéri : il ne présente aucune trace de difformité, il a pu reprendre et exercer, comme par le passé, son état de charretier ; il a pu même, six mois après son accident, faite à pied et sans boiter quatorze lieues en un jour. Nous l'avons présenté le jour même de sa sortie de l'hôpital, le 26 juin 1850, à la Société de chirurgie (Voyez UNION MÉDICALE, décembre 1850.)

La seconde application de notre appareil eut lieu à la Maison de santé Dubois (service de M. Monod) ; il s'agissait d'une femme âgée de 52 ans, d'une constitution un peu sèche, qui était venue se faire traiter d'une fracture du col du fémur.

Le raccourcissement était de 0^m,045. L'appareil fut appliqué le lendemain de l'accident et gardé jusqu'au 68me jour. La malade a un peu souffert pendant toute la durée du traitement, mais elle est guérie, et le raccourcissement n'est pas tout à fait de 1 centimètre.

Le troisième cas est relatif à un malade de M. Chassaignac, traité à l'hôpital Saint-Antoine, et guéri sans raccourcissement appréciable. Nous laisserons parler M. Chassaignac lui-même, et nous extrairons de son observation les points qui ont trait au sujet qui nous occupe (Voyez *Gazette des hôpitaux*, 8 novembre 1851.)

*Fracture de la cuisse gauche consolidée d'abord avec un raccour-
cissement de 5 centimètres, traitée par l'appareil de M. Martin,
avec rétablissement de la longueur du membre et absence
complète de claudication.*

« Becker, journalier, 21 ans, demeurant à Montreuil, est
apporté à l'hôpital Saint-Antoine le 14 juillet 1851, au n⁰ 30
de la salle Saint-François.

» Cet homme est tombé d'une hauteur de 60 à 70 pieds dans
le puits d'une carrière. . . . . . .

» Nous avons eu de grandes difficultés à combattre pour
maintenir la coaptation de la fracture de cuisse.

» Dans le commencement, l'agitation involontaire du malade,
plus tard, son opiniâtreté à défaire chaque nuit l'appareil nous
avait préparé à l'idée d'une réunion peu brillante; mais nous
ne nous attendions pas à un raccourcissement aussi considérable. Il était de 5 centimètres. Nous ne pouvions laisser le
malade dans cet état, et quoique la consolidation dans cette
position vicieuse fût assez avancée pour que les fragmens tins-
sent avec une assez grande solidité l'un à l'autre, je priai
M. Martin de vouloir bien faire usage pour ce malade d'un
appareil à extension, dont il avait entretenu la Société de chirurgie. Sous l'action de ce mécanisme puissant, le membre fut
ramené à sa longueur normale.

» Le cal fut sans doute fracturé, mais non pas de cette fracture sèche qui se serait produite dans un cal ancien. Il y eut
élongation du membre avec un peu de craquement; voilà tout.
Je dois dire que l'élongation complète n'eut lieu qu'en deux
séances ; 3 centimètres furent gagnés le 9 août (26 jours après
l'accident) et le reste le 11 du même mois. Après la première,
aussi bien qu'après la seconde de ces élongations, l'appareil
fut parfaitement supporté.

» Le 2 septembre, on enlève l'appareil. Le cal est volumineux et fait relief sous la peau. La mensuration comparative des deux membres ne donne pas une différence sensible de l'un à l'autre.

» Le 24, le malade marche très bien. Il est présenté à la Société de chirurgie complétement exempt de claudication.

» Ce malade demeure maintenant 63, rue d'Allemagne, à la Villette. »

M. Chassaignac ajoute : « *Nous ne saurions trop appeler l'attention des chirurgiens sur l'utilité des appareils si ingénieusement combinés par M. Martin. Cet appareil est appelé à rendre de signalés services. Il a été pour l'avenir de notre malade d'un bienfait immense. Presque toutes les fractures de la partie moyenne de la cuisse ne guérissent qu'avec un raccourcissement. A coup sûr, ce raccourcissement n'est pas souvent aussi considérable que celui auquel nous avons eu affaire ; mais, petit ou grand, il entraîne toujours de la claudication. Lorsque M. Martin présenta son appareil à la Société de chirurgie, la répugnance bien légitime des chirurgiens pour tout appareil qui, dans le traitement des fractures, ne peut être établi extemporanément, avait peut-être empêché de juger aussi favorablement qu'il le mérite, le mécanisme dont nous venons de parler. Mais, tout chirurgien jaloux d'obtenir un résultat aussi important que l'absence de la claudication doit se dépouiller de toute prévention et faire bon marché de la qualité des moyens en face du but, qui, une fois atteint, dédommage amplement des difficultés qu'on peut avoir à se procurer les moyens d'action nécessaires.* »

Le quatrième cas s'est encore présenté à l'hôpital de Saint-Germain-en-Laye. Une jeune fille âgée de 22 ans, d'une constitution assez forte et d'une santé parfaite, se fractura le fémur droit en tombant de sa hauteur sur les genoux, la fracture présentait une obliquité des plus remarquables : elle partait du condyle externe du fémur, un peu au-dessus de l'insertion supérieure du ligament latéral externe, et venait se terminer, en dedans, au-dessus de la partie moyenne du fémur. La fracture avait été traitée par l'appareil de Dupuytren, et, malgré tous les soins dont M. le docteur Clerc avait entouré sa malade, le raccourcissement était de 0^m,045. Retenu au lit par une indisposition assez grave, je ne pus faire l'application de mon appareil que le 26 mars 1852, 38 jours après l'accident.

L'extension fut graduée et lente, quoique assez forte : l'élongation fut peu sensible les premiers jours ; mais, grâce à plusieurs nouvelles extensions, toujours assez modérées pour que la malade n'éprouvât que de la gêne et jamais de douleurs, le membre fut ramené, ou peu s'en faut, à sa longueur normale en 22 jours. Le raccourcissement était réduit à moins de 1 centimètre.

La malade que nous avons eu l'occasion de voir depuis, marche sans trace de claudication.

Cinquième observation. — Le 18 mai 1852, M. L...., de Reims, âgé de 49 ans, d'une constitution un peu sèche, d'un tempérament nerveux, se fractura le col du fémur droit en tombant renversé sous son cheval.

Je fus appelé auprès de lui le 3 juin : je trouvai le blessé placé sur le double plan incliné. On avait formé l'appareil avec deux planches réunies à angle droit et recouvertes par des oreillers. Par une mensuration très exacte et répétée un grand nombre de fois, nous pûmes constater que le membre fracturé présentait un raccourcissement de plus de 4 centimètres ; que le grand trochanter était remonté d'une manière très sensible et s'était rapproché de la crête iliaque, qu'il formait, en dehors, une saillie plus considérable que celui du côté opposé.

MM. les docteurs Petit et Blanchard me dirent avoir parfaitement constaté la fracture : qu'à leurs yeux, il ne pouvait rester aucun doute sur son existence. Aussi, ces messieurs avaient-ils prévenu le malade que, malgré tous les soins qu'il serait possible de lui donner, il devait s'attendre à rester boiteux toute sa vie.

Je ne crus pas nécessaire de pousser mes investigations plus loin et je dus m'en rapporter à l'affirmation d'hommes compétens, qui avaient examiné le malade avec le plus grand soin.

J'expliquai le mécanisme et le mode d'action de mon appareil aux médecins chargés de donner leurs soins au malade et il fut décidé que l'application en serait faite.

L'appareil appliqué, avant d'exercer l'extension, nous mesurâmes de nouveau les deux membres avec le plus grand soin, et nous retrouvâmes la même différence de l'un à l'autre, c'est-à-dire 0^m,04 en moins pour le membre fracturé.

Qu'il me soit permis d'entrer, ici, dans quelques détails relativement à un phénomène assez remarquable que j'ai observé pour la première fois sur ce dernier malade.

Je pensais, comme cela m'était arrivé dans tous les autres cas, voir le membre reprendre progressivement et régulièrement sa longueur normale, quand je vis d'abord le muscle grand adducteur commencer à se raidir contre l'action de la mécanique, puis successivement tous les muscles de la cuisse se contracter convulsivement, et nous présenter le spectacle d'un grand nombre de serpens se débattant renfermés dans l'aponévrose fémorale. Grand fut mon étonnement quand, mesurant le membre au milieu de cette tempête, je trouvai contre moi une différence de plus de 1 centimètre, c'est-à-dire que, de 4, le raccourcissement était venu à plus de 5 centi-mètres.

J'espérais, par une tension momentanée, portée à un degré beaucoup plus élevé, vaincre la résistance musculaire ; je le tentai, mais alors les mouvemens convulsifs devinrent beaucoup plus violens et gagnèreut presque tous les muscles du corps : un peu de trismus même commença à se manifester vers les mâchoires.

Du consentement du malade, qui cependant souffrait un peu, nous laissâmes l'extension au degré où nous l'avions portée ; mais enfin, lassés nous-mêmes de la résistance que les muscles nous opposaient, nous prîmes le parti de diminuer l'extension. A peine l'appareil fut-il relâché, que nous vîmes le calme se rétablir, les muscles se détendre, et, ce qu'il y a de plus remarquable, le membre s'allonger d'une façon notable : car, en le mesurant avec la plus grande attention, il nous fut impossible de trouver plus de 2 centimètres de raccourcissement.

En quittant le malade, 22 heures après l'application de l'application de l'appareil, je le laissai très calme, le membre ne présentait déjà plus que 0^m,015 de raccourcissement.

J'avais bien pensé avoir recours au chloroforme pour vaincre la résistance musculaire, mais, devant quitter le malade assez prochainement, je craignais, en le laissant sous l'influence anesthésique, de ne pas avoir la mesure du degré de tension qu'il pourrait supporter par la suite.

Pour éviter le retour des accidens, dont nous avions été témoins, je recommandai aux médecins chargés de surveiller le malade pendant mon absence de laisser les choses dans l'état où elles se trouvaient, leur proposant, au moindre embarras, de faire de rechef le voyage que j'eusse entrepris dix fois plutôt que d'abandonner une cure à laquelle j'attachais le plus grand intérêt. Cependant, malgré ma recommandation, l'un des médecins, entraîné par le malade lui-même et croyant reconnaître un raccourcissement plus considérable qu'il n'était en réalité, fit marcher l'appareil et produisit une extension beaucoup trop forte. De nouveaux accidens se développèrent: le genou et le pied devinrent le siége d'une tuméfaction assez considérable ; les douleurs devinrent tellement vives que le malade craignit de ne pouvoir supporter l'appareil. Deux jours après mon départ une personne me prévint, et je me rendis immédiatement auprès du malade, que je trouvai un peu agité ; mais je ne remarquai aucune trace des mouvemens convulsifs qui nous avaient si fort inquiétés.

Je fis appeler les docteurs Petit et Blanchart et, pour leur démontrer l'inutilité de tractions aussi énergiques, je relâchai l'appareil au point de faire cesser toute douleur et rendre l'appareil parfaitement supportable. Alors muni d'un instrument de mensuration très précis, nous pûmes facilement reconnaître que le raccourcissement était moindre que 1 centimètre.

Je recommandai de nouveau à ces messieurs de ne pas chercher à porter l'extension à un degré plus élevé, attendu que, telle qu'elle était, elle devait être suffisante. Je leur répétai encore une fois que si quelque chose pouvait les inquiéter ou ne pas leur paraître aussi bien qu'ils pourraient le désirer, je me mettrais tout à fait à leur disposition et que, toutes affaires cessantes, je viendrais à leur premier appel.

Malgré mes prières très instantes et sous la pression des inquiétudes du malade, qui ne voulait jamais croire à une extension suffisante, l'un de ces messieurs produisit de nouveau une extension tellement exagérée que moins de huit jours après, c'est-à-dire le 16 à 11 heures du matin, le malade m'envoyait un exprès pour me faire venir en toute hâte : l'appareil était devenu insupportable.

Je ne pus arriver auprès du malade que le 17, à 1 heure après midi ; je le trouvai dans un état d'agitation extrême, sa voix était saccadée, des larmes involontaires, des sanglots même venaient le suffoquer ; il y avait chez lui une violente surexcitation nerveuse. L'appareil était tout à fait relâché ; toutes les courroies étaient détachées.

Le pied présentait un gonflement énorme, la jambe était fortement tuméfiée, une escarre d'au moins la largeur d'une pièce de un franc s'était développée sur la tête du péroné.

Les docteurs Petit et Blanchart furent appelés et, par une nouvelle mensuration parfaitement exacte, nous ne pûmes jamais trouver plus de 1 centimètre de raccourcissement, quoique le membre fût abandonné à lui-même et, par conséquent, dans le relâchement le plus complet.

Quoique l'énormité des accidens que j'ai signalés plus haut dussent faire craindre de les voir augmenter encore sous l'action de l'appareil qui les avait produits, je le réappliquai immédiatement, en présence de ces messieurs, en ne lui donnant, toutefois, que le degré de tension capable de maintenir le membre au degré d'élongation nécessaire à la coaptation des fragmens et à la bonne conformation du membre.

Un bas élastique fut appliqué sur le pied : le gonflement de la jambe et du pied diminuèrent, et l'appareil fut supporté sans grandes douleurs jusqu'au 27 juillet, époque à laquelle il fut retiré ; le cal présentant alors une solidité assez considérable pour que le membre pût dorénavant rester abandonné à lui-même.

Le malade resta pendant quelques jours libre dans son lit.

Le 2 août, il commence à se lever et passe quelques heures dans un fauteuil.

Je le vois le 6 août avec le docteur Petit, et quoique le genou ne puisse pas encore s'étendre complétement, la mensuration ne nous donne pas plus de 1 centimètre de raccourcissement.

Le 1er octobre, le malade m'écrit qu'il marche assez bien avec une canne et qu'il peut rester longtemps debout sans éprouver une grande fatigue.

Le 15 octobre, je le tronve se promenant dans son jardin et ayant pu, quelques jours auparavant, visiter sa fabrique sans éprouver une fatigue sensiblement plus considérable que dans l'état de santé ordinaire.

Je constate que le grand trochanter est un peu plus saillant que celui du côté opposé, mais cette différence n'est pas appréciable à travers les vêtemens. Le raccourcissement est d'un peu moins de 1 centimètre.

Cette observation que, à dessein, nous avons rapportée dans ses moindres détails, vient démontrer l'inutilité et le danger des tractions exagérées, et corroborer le précepte donné par les auteurs, dont, du reste, nous faisons la règle de notre conduite :

L'extension sera lente, — graduée, — et ne devra jamais être portée au point de déterminer de vives douleurs.

FIN.

Paris.— Typographie Félix Malteste et Cie, rue des Deux-Portes-St-Sauveur, 22.

9 782019 293413